DU SANG CONSIDÉRÉ COMME ALIMENT

ÉTUDE CRITIQUE

sur un point de l'Hygiène Israélite

PAR

le Docteur **BRIOLLE**

AVIGNON

IMPRIMERIE ADMINISTRATIVE ET COMMERCIALE AMÉDÉE GROS

Rue Soint-Dominique, 18.

1883

DÉDICACE

A M. le Grand Rabbin Benjamin MOSSÉ, Officier d'Académie, rabbin du ressort d'Avignon, membre de l'Académie de Marseille et de l'Académie de Vaucluse, rédacteur en chef du journal La Famille de Jacob.

Vous m'avez inspiré l'idée d'écrire cette *Etude Critique*, vous lui avez donné l'hospitalité dans les colonnes de votre journal, veuillez en agréer l'hommage respectueux.

Dr BRIOLLE.

DU SANG CONSIDÉRÉ COMME ALIMENT

ÉTUDE CRITIQUE

sur un point de l'Hygiène israélite

On entend par aliment tout ce qui sert à la nutrition. De tout temps et chez tous les peuples, on a cru que l'aliment faisait le sang : d'où cette conséquence rigoureuse que le sang devait être considéré comme le type des aliments. La pratique générale, il faut le reconnaître, est en complet désaccord avec cette croyance. L'alimenfation par le sang n'a jamais été habituelle ; elle a été, tout au plus, accidentelle ; Moïse, par contre, la défendit formellement à son peuple.

En quoi la proscription de Moïse concorde-t-elle avec les récents progrès de l'hygiène ? Telle est la question, question d'un intérêt majeur et qui n'a pas été souvent ni longuement traitée, si toutefois elle n'est pas tout à fait nouvelle.

Les recherches bibliographiques sont loin d'être faciles dans une ville qui n'est pas un centre scientifique ; j'ai cru néanmoins qu'à défaut de guide, je pourrai, sinon faire une étude complète, du moins finir par trouver une solution assez satisfaisante de la question en me basant sur les seules données physiologiques, latentes, d'une part, dans la période embryonnaire qu'il s'agit d'édifier, resplendissantes d'autre part, au foyer des laboratoires de nos facultés modernes.

I

Les traités d'hygiène, même les plus récents, ne renferment pas un seul chapitre distinct qui traite du sang comme moyen d'alimentation. Par contre, le sang est, dans tous les traités de physiologie, l'objet d'une étude constante et pour ainsi dire acharnée. Qu'à cette heure, l'étude du sang, basée sur l'anatomie générale et la physiologie, ait donné des résultats remarquables, cela ne fait point de doute pour ceux qu'intéressent ces deux branches de la médecine ; néanmoins des esprits naturellement chagrins ou foncièrement mécontents, soutiennent encore qu'on piétine sur place et que, depuis Bordeu qui définissait le sang une « chair coulante » aucun progrès sensible n'a été accompli.

J'indique l'époque de Bordeu comme la grande étape de la marche qu'a suivie l'étude du sang, non pas parce que Bordeu a donné une définition du sang que Galien avait donnée 14 siècles avant lui, mais parce que Bordeu, après la découverte de la double circulation sanguine faite par Harvey, entrevit clairement toutes les transformations dont était susceptible une goutte de sang qu'il prit en un endroit, suivit dans le double *circulus* que Harvey venait de déterminer exactement, et ramena à son point de départ.

En attendant que je puisse constater quels progrès ont été accomplis, quelle marche ascendante a été suivie depuis que Bordeu a fait porter l'étude du sang sur des assises bien définies, qu'il me soit permis de remonter la série des âges, d'arriver par un mouvement sans cesse rétrograde jusqu'à l'époque hébraïque et de soulever le voile des connaissances qui éclairaient alors le berceau de notre humanité. Pour apprécier d'une façon logique de quel usage pouvait être le sang, il est de toute évidence qu'il faut savoir d'abord reconnaitre, avant tout, quelle idée on se faisait du sang.

§ 1.— Passant rapidement sur Colombo, F. d'Acquapendente et Servet qui avaient brillamment préparé la découverte d'Harvey, on arrive à Rhazès, Avicenne et autres polypharmaques de la médecine arabe, qui n'avaient d'autres notions sur la physiologie que celles qu'ils tenaient de Galien. Galien a été grand parce qu'il a toujours cherché à être vrai. Son esprit était droit et ennemi, par dessus tout, de toute fantaisie. Quoi d'étonnant qu'il ait apporté dès lors quelque lumière dans le chaos!

Galien, étudiant les différents systèmes d'irrigation du corps humain, reconnut qu'à part le sang qu'il trouvait dans les veines, l'air ou mieux le sang pneumatisé qui remplissait des vaisseaux toujours béants, autrement dits les artères, il existait un troisième fluide, d'une subtilité extrême, qui devait partir du cerveau pour se distribuer dans les nerfs. C'est donc un fait hors de toute contestation : avant Galien, vaisseaux et nerfs étaient confondus; ce troisième fluide le *pneuma* était pour le médecin de Pergame le souffle même de la vie, le principe même de l'existence qu'Erasistrate trouvait partout, dans les vaisseaux vides ou pleins comme dans les nerfs mous ou durs.

« S'il est aujourd'hui une vérité banale, dit M. G. Pouchet dans une leçon orale, c'est celle qui établit que la raison, les phénomènes dont l'ensemble constitue l'esprit, l'âme, la conscience, le sens intime résident dans la tête. Il a existé cependant des civilisations entières chez lesquelles les phénomènes complexes et multiples de la vie étaient absolument confondus. »

Descendons le dernier degré de l'échelle des connaissances physiologiques.

Platon qu'on a surnommé le divin, Hippocrate qu'on a même divinisé, ne connaissaient de la vie que le mouvement respiratoire entretenu dans la poitrine par le souffle intérieur, c'est à dire, l'âme.

Les littérateurs et poëtes des premiers temps, avant eux, la plus grande figure de l'ancien testament, le législateur des Hébreux, ne faisaient de la vie qu'une émanation directe des propriétés conférées par le sang, de sorte que toutes les manifestations de la vie dépendaient exclusivement du sang.

Défendons notre esprit de la noble séduction des belles métaphores, et sachons lire dans les poëtes l'expression exacte de leurs pensées. Avec Eschyle, le sang qui gèle à terre demande la vie du meurtrier ; avec Sophocle, le sang et la vie coulent dans une horrible promiscuité. Les expressions d'Homère sont plus significatives encore : le sang donne à la mère d'Ulysse la mémoire, à Tiresias la pénétration d'esprit ; ce n'est pas le sang seul, mais aussi l'âme des héros qui s'échappe de leurs blessures. Moïse enfin est le plus explicite de tous : pour lui, le sang c'est la vie, la vie coule avec le sang dans tous les membres. Ecoutez ce passage des livres mosaïques : « S'il est permis au pur et à l'impur indifféremment de manger de la chair, il est expressément défendu de manger avec la chair ce qui est la vie, c'est à dire son sang. Qu'on répande le sang sur la terre comme de l'eau ; car le sang sera redemandé à toutes les bêtes et à l'homme. »

Il faut bien établir ce fait : si aujourd'hui le système nerveux est le premier en dignité parmi ceux dont l'ensemble constitue le corps humain, si le système nerveux représente le premier rudiment d'animalité comme il est le dernier survivant au milieu de la ruine totale de l'économie, du temps de Moïse, cette première place dans la hiérarchie organique appartenait au sang, ou plutôt le sang était le seul et unique substratum de la vie. La vie apparaissait avec la première goutte de sang qui animait le fœtus, et disparaissait avec la dernière goutte exprimée ou échappée de l'organisme.

Ces données préliminaires sont longues, j'en conviens; mais elles sont plus qu'importantes, elles sont nécessaires pour bien juger de la proscription de Moïse.

Moïse reçut de Dieu lui-même au milieu des éclairs et des tonnerres ou dans l'éblouissement d'une lumière dont il ne put soutenir l'éclat, ces vérités morales et éternelles qu'il enseigna à son peuple. La même origine peut-elle être attribuée à toutes ces lois d'ordre inférieur qui ne s'adressaient qu'aux besoins du peuple juif dans sa lutte pour l'existence?

L'épigraphe que Baglivi mettait sur toutes ses œuvres, *scribo in aere romano*, prouve suffisamment que ce qui était vrai sous un climat tempéré cessait de l'être sous des climats extrêmes comme ceux où la dispersion devait entraîner les Juifs.

Les découvertes lentes, mais incessantes dont s'enrichit l'humanité, ne pouvaient alors fournir matière à aucune règle hygiénique. Il est bien évident, en effet, que Moïse n'a pu tracer des règles pour se préserver de la nécrose phosphorée ou des paralysies saturnines par la raison que le phosphore et le plomb n'étaient pas connus de son temps.

Quant aux formules explicatives de l'époque Hébraïque, aux conceptions hypothétiques basées sur une simple vue de l'esprit, on sait la valeur qu'elles méritent depuis qu'un *déterminisme* rigoureux, basé sur des investigations les plus méthodiques, recule chaque jour de plus en plus les bornes de notre ignorance.

Nous avons vu dans quelles ténèbres étaient plongées les notions biologiques du temps de Moïse ; croit-on qu'il en fût autrement pour les notions pratiques ? Le premier garçon venu d'un abattoir connait aujourd'hui la manière d'empêcher le sang de se coaguler ; mais alors, rien ne pouvait empêcher le sang sorti des vaisseaux de se prendre en une gelée consistante. Ce n'est pas le sang liquide qu'il était défendu de boire à sa sortie des vaisseaux, soit que le peuple eût horreur instinctivement de cette pratique, soit qu'on n'y eût recours que dans des circonstances exceptionnelles et bien déterminées, c'est le sang solide qui tombait sous la proscription de Moïse. Cette confirmation est donnée à la fois par l'expression de « manger » qui ne se dément jamais et par l'application qui en est faite indifféremment aussi bien à la chair qu'au sang des animaux. Or, pour le dire tout de suite, ce n'est pas le caillot, mais bien le liquide qui suinte par suite de la rétraction du caillot, qui constitue principalement les éléments propres du sang. Toutefois l'erreur physiologique, si flagrante qu'elle soit, n'est que secondaire : l'esprit du législateur se déduit facilement des règles complémentaires qu'il a données au sujet de l'abatage des animaux et de la préparation de leur viande.

Le sang n'est pas la vie, le caillot n'est pas le sang. La proscription dont il est ici question n'en a pas moins une importance capitale. C'est qu'au dessus du fait matériel où choses et mots sont détournés de leur vraie signification, celui qui était justement regardé comme le dépositaire de tous les pouvoirs d'en Haut avait en vue un principe d'ordre plus élevé et l'imposait, dès lors, avec toute l'autorité dont il était revêtu.

§ 2. — Il serait étrange qu'en défendant de manger du sang d'une manière aussi formelle, Moïse n'eût eu, en vue que la possibilité de la contamination dont le sang pouvait être entaché. Le sang peut-il être intoxiqué sans que la chair participe à cette intoxication ? Pour les maladies transmises par inoculation, contage ou absorption quelconque, le doute n'est pas possible : l'organe qui a servi de porte d'entrée au virus est toujours primitivement atteint. Quant à celles qui naissent spontanément et qui sont le propre de quelques espèces domestiques ou sauvages, le résultat ne peut qu'être toujours le même : si exsangue qu'elle devint par les moyens dont on disposait, la chair conservait toujours une certaine imprégnation du liquide nourricier, le sang ou son analogue, la lymphe.

En forçant tant soit peu le raisonnement, on établirait sans peine que la proscription de Moïse aurait dû s'étendre aussi bien à la chair qu'au sang. Cependant la proscription est aussi claire que formelle : s'il est défendu de manger du sang, par contre il est permis au pur comme à l'impur de manger de la chair. Ne pourrait-on pas inférer de là que la proscription de Moïse était, avant tout, un précepte d'ordre religieux et moral ? Examinons si de nouvelles recherches faites dans un autre ordre d'idées, ne corroboreraient pas cette nouvelle manière de voir.

Le mosaïsme est une doctrine philosophique et religieuse où la croyance à un Etre unique, créateur de toute chose, est intimement liée au principe du libre arbitre. Dans les rapports cependant de Dieu avec l'homme, il ne serait peut-être pas difficile de trouver, ou plutôt il est bien difficile d'empêcher l'esprit d'entrevoir une légère teinte, un léger soupçon de cette philosophie orientale qui fait de l'âme le principe universel de la vie aussi bien que de tout ce qui existe.

« Le sang répandu à terre, dit Moïse, devra être recouvert de poussière. » — Il y a là plus que la défense de se nourrir du sang ; on dirait volontiers la pratique d'une espèce de culte dont le sang était l'objet. A la terre, mère commune, *alma mater*, le sang doit toujours revenir comme pour y entretenir les sources de la vie qui s'exhalent sans cesse de ses entrailles, ou mieux, la vie n'existe qu'en dépôt dans les créatures et un jour, comme le dit du reste Moïse lui-même, il sera demandé compte du sang versé ou répandu avec la plus grande sévérité. Cette explication peut paraître d'autant plus acceptable qu'elle implique, d'ailleurs, plus manifestement la croyance en une *autre* vie que les livres de Moïse n'établissent jamais en termes aussi explicites.

J'aborde maintenant le côté le plus délicat de la question que j'étudie, Les institutions, les mœurs des peuples,autres que les Juifs, que l'histoire nous a conservées, les fables mythologiques auxquelles les travaux des philologues modernes ont donné une importance considérable, les croyances populaires qui nous sont parvenues sous forme de légende, les usages que la tradition semble avoir pris à tâche de perpétuer jusqu'à nous, tout cet ensemble peut éclairer vivement la question et finalement la présenter sous son vrai jour.

Ce sang doublement cher qu'il faut répandre pour se rendre une divinité favorable ou conjurer la colère d'un Dieu jaloux, n'est-il pas le symbole le plus élevé d'une expiation qu'indiquait le destin aussi impitoyable qu'implacable ? Le baptême de Mithra, la cérémonie du taurobole ne laissent la place à aucun doute ; ils figuraient clairement une espèce de régénération mystique qui ne pouvait se faire que par le sang. Que signifiait cette coutume des Cyclopes et des Sirènes qui, pour s'initier aux mystères de Bellone, buvaient du sang qu'ils avaient retiré de leurs cuisses et reçu dans leurs mains, sinon la consécration d'une nouvelle vie à laquelle ils se vouaient désormais ? Si Thémistocle, dit-on, mourut justement pour avoir bu du sang d'un taureau, ce n'était pas tant à cause du fait d'avoir bu du sang, puisqu'on permettait aux épileptiques de sucer avec avidité celui des criminels égorgés dans l'arène, c'est que la réprobation générale s'attachait à un acte qui n'était qu'une profanation quand rien ne venait le légitimer. Au moyen-âge, de quelle valeur pouvait être un serment ou un pacte diabolique qui n'aurait pas été préalablement scellé par le sang? De nos jours même, n'est-ce pas à la voix du sang qu'obéit celui qui épouse aveuglement la colère de son frère? N'est-ce pas la voix du sang qu'entend la mère suspendue aux lèvres du fils qu'elle ne reconnait pas encore? Je termine par un principe du point d'honneur qui est admis sans conteste: l'injure ne peut se laver que dans le sang.

C'est donc un fait bien et dûment établi, le rôle du sang a toujours eu un caractère éminemment subjectif ; à plus forte raison du temps de Moïse, cette conviction reposait-elle sur des bases dont la solidité ne pouvait pas être mise en doute! De fait, quand il ne retournait pas à la terre, le sang, gage de l'alliance contractée par Dieu avec son peuple, n'intervenait que pour procéder à la purification des lévites dans le fait de leur consécration, ou pour fumer dans les holocaustes en l'honneur de l'Eternel.

§ 3me.— J'ai établi quel est, dans la proscription de Moïse, proscription dont j'ai cherché à définir nettement les termes, le vrai côté psychologique de la question. Je mentionne à peine le côté que j'appellerai volontiers humanitaire. A d'autres, à de plus compétents d'expliquer comment la vue seule d'un spectacle sanglant accoutume peu à peu l'homme à la cruauté, réveille insensiblement ses mauvais instincts et finit par détruire, les uns après les autres, tous les bons sentiments qu'il tient de la nature ou de l'éducation. Il ne me reste plus qu'à parler du côté physiologique.

Dans le dépot confié au peuple juif, chaque vérité morale

abrite une vérité pratique. Si restreint que soit ce dernier champ ouvert aux recherches, il y a encore, sinon une moisson à récolter, du moins quelques épis à glaner çà et là. La viande de cochon « animal malpropre vivant de choses malpropres » ne fut pas proscrite seulement parce qu'elle pouvait être entachée d'un germe morbide et funeste ; elle fut aussi proscrite parce qu'elle est d'une digestibilité plus difficile que celle des autres animaux ; de même, la proscription ne frappa pas seulement le sang parce que le sang représentait alors le principe de vie, sacré et inviolable de sa nature, mais aussi parce que sa nocivité morbide pouvait être toujours soupçonnée à bon droit, et que ses propriétés analeptiques ne sont nullement proportionnées à la délicatesse de nos organes digestifs.

Le temps des épreuves écoulé, les angoisses de la pérégrination passées, Moïse fit entrevoir à son peuple que, là bas, sous un ciel des plus beaux et des plus cléments, dans les flancs aussi riches que fertiles de la Terre promise, une nourriture aussi saine que succulente lui était assurée. Moïse permit de manger de la chair des animaux, mais défendit expressement de manger de leur sang. Ces mesures hygiéniques générales sont-elles sages et justes, ou fausses et erronées, ou plutôt (il ne faut pas sortir du cadre de mon sujet) en quoi la proscription du sang comme nourriture est-elle en harmonie ou en contradiction avec ce que la médecine enseigne aujourd'hui ? J'entre dans le cœur de la question.

II

Le lecteur qui parcourt le 96me chapitre de l'étude que Bordeu a faite sur le sang, reste frappé de surprise et d'admiration.

En faisant du sang un produit comme fécondé par une sorte de transformation, Bordeu s'efforce d'expliquer comment le tissu musculaire, le tissu nerveux, tous les tissus, en un mot, de l'organisme, tirent du sang les conditions de leur activité fonctionnelle. Celui qui prend la peine de pénétrer plus avant dans l'esprit de cette étude, finit bientôt par reconnaître que Bordeu a ouvert manifestement la voie dans laquelle il fallait s'engager, pour tâcher de surprendre les secrets de la physiologie. Je dirai même plus : Bordeu a fait plus qu'exprimer une idée reconnue juste aujourd'hui ; il est arrivé, par une intuition du génie qu'a suscitée un examen approfondi sur le sang et ses propriétés, à donner la formule exacte de la physiologie contemporaine des éléments anatomiques.

Quel est l'enseignement qui a cours aujourd'hui? Küss dit : « La cellule seule est l'élément essentiellement vital ; » Rauvier : « Les éléments cellulaires possèdent toutes les propriétés vitales essentielles de l'organisme complet. » Bordeu n'a-t-il pas exprimé la même pensée en termes encore plus clairs, quand il a dit : « Chaque organe est un animal dans un animal, *animal in animali?* »

Le sang n'est pas la vie, cette force dont une définition juste et irréprochable, *definitio reciproca,* reste toujours à trouver. Le sang, dit-on le plus généralement, est un liquide nourricier, expression faible qui pâlit étrangement devant celle de liquide « chaireux, chaire » coulante que j'ai rapportée dans la première partie de ce travail. Mieux inspiré a été celui qui a appelé le sang un tissu, quoique le sang n'ait pas la consistance d'un tissu et ait cependant une complexité plus grande que celle d'un tissu. Qu'il me soit permis seulement de dire que le sang, par l'élément plastique qui est la base de sa constitution, par ses organites, ou mieux, par ses éléments organiques dont quelques-uns sont déjà en voie d'évolution, est l'intermédiaire mystérieux, le lien plus ou moins direct entre le monde extérieur et les différents tissus de l'organisme.

Dans les rapports du sang avec les tissus, il en est un qui mérite d'être relevé. J'ai déjà dit que le système nerveux était le premier dans la hiérarchie organique. Effectivement, le système nerveux tient sous sa dépendance tous les tissus sans exception ; mais il n'en est pas moins vrai que « le sang, comme l'affirmait déjà Bordeu, il y a plus d'un siècle, est la condition première du fonctionnement du système nerveux. » Cette action réciproque, dont la bonne harmonie constitue, pour ainsi dire, l'essence même de la vie, prouve suffisamment quelle est l'importance des deux facteurs qui sont en jeu. Si celui dont j'étudie l'action, n'occupe que le second degré de l'échelle hiérarchique, son importance est telle néanmoins que son étude présente une foule de points obscurs et mystérieux par cela seul qu'elle touche, de si près, aux sources mêmes de la vie.

Puissé-je, devant la difficulté de la tâche que je me suis imposée, n'avoir pas trop présumer de mes forces !

J'essayerai d'établir, dans un prochain chapitre, par quel mouvement d'intégration, le sang puise au dehors les éléments variés et multiples de sa constitutien. Mon but, dans celui-ci, consiste à étudier quelle est la composition du sang : d'abord quel rôle la physiologie assigne à ses principaux éléments, ensuite de quelles ressources ces éléments sont encore susceptibles, alors même qu'ils ont perdu leurs propriétés fonctionnelles.

Ce sera l'objet de deux paragraphes distincts.

§ 1. — Le sang qui circule dans les vaisseaux est essentiellement constitué par des globules tenus en suspension dans le plasma.

a. — Il y a deux sortes de globules : les globules blancs ou leucocythes et les globules rouges ou hématies.

Les leucocythes sont de véritables infusoires du genre des amibes ; ils proviennent de la lymphe, dont ils forment l'élément caractéristique. Le nombre des globules blancs croît avec le développement du sujet ou certaines suractivités physiologiques, il diminue avec l'âge ou certains états pathologiques. Ne serait-ce pas, dès lors, par les leucocythes que s'opèreraient principalement les échanges interstitiels entre le sang et les tissus ?

Les hématies sont de véritables organismes élémentaires considérées à bon droit comme étant déjà un produit, un mode d'être du plasma. Les hématies ont des propriétés essentiellement vitales ; leur vie est éphémère, mais leur répullulation est incessante. Un fait que l'expérimentation a mis hors de doute, c'est que les hématies sont essentiellement constituées par l'hémoglobine, et que cette hémoglobine a une affinité remarquable pour l'oxygène et l'acide carbonique qu'elle fixe au fur et à mesure des besoins de l'organisme. Les globules rouges président donc réellement aux phénomènes de la respiration de tous les tissus.

Il me resterait à parler des hématoblastes, des granulations plasmiques qui sont, aux yeux de certains physiologistes, de vrais organes hématopoïétiques et, aux yeux de certains autres, de simples corps étrangers ; je les passe sous silence, en attendant que leur rôle soit mieux défini.

b. — En dehors des éléments figurés dont il vient d'être question, le plasma renferme :

1° De l'eau ; 2° des gaz ; 3° des matières albuminoïdes ou azotées ; 4° des matières grasses ou analogues ; 5° des matières sucrées ; 6° des matières minérales ; 7° enfin, une quantité de sels, dont quelques-uns, comme le phosphate et le carbonate de soude, donnent au sang son alcalinité particulière.

Une analyse de plus en plus détaillée ferait toujours découvrir un élément nouveau dans le plasma ; ce qu'il importe d'établir par dessus tout, ce que le lecteur a pu déjà pressentir, c'est que le plasma a une puissance organisatrice extraordinaire. Rien n'égale la plasticité du plasma, si ce n'est sa résistance vitale aux influences délétères auxquelles il peut être exposé.

Dès qu'il s'agit de la moindre fonction vitale, force est d'envisager le phénomène dans son ensemble, *in consensu uno* ; on peut bien trouver quelques explications plus ou moins satisfaisantes dans les lois qui régissent les phénomènes physico-chimiques ; mais il faut toujours arriver à invoquer quelque chose de plus complexe qu'une série de changements ou de réactions.

La transformation qui s'opère dans le milieu sanguin, n'a pas lieu par une sorte de fécondation, comme le voulait Bordeu, mais par une sorte de sécrétion interne, comme on l'enseigne aujourd'hui. En quoi les secrets de cette sécrétion interne sont-ils moins impénétrables ? L'esprit est peut être un peu plus satisfait, la difficulté n'en est pas moins tournée.

Le sang, dans l'arbre circulatoire, est animé d'un mouvement soumis aux lois de l'hydraulique ; mais si on a pu en mesurer la tension à l'aide d'un manomètre, il est difficile d'expliquer comment, dans ce pêle-mêle de produits accrémentiels et excrémentiels, le sang refuse les échanges, quand il y a saturation, et fait appel à ces échanges proportionnellement, quand il ne s'agit que du fonctionnement ordinaire de l'organisme et extraordinairement, quand il y a, par exemple, une perte à réparer.

En ce qui concerne les mutations chimiques, il est bien avéré qu'il ne s'opère pas dans l'économie une seule oxydation qui se produise par fixation directe de l'oxygène, une seule réduction qui ait lieu par pur détachement ou diffusion simple. Il a fallu, pour avoir la raison de ces mutations, recourir à l'hypothèse de ferments spéciaux, dont M. d'Arsonval est parvenu à montrer l'analogie avec les ferments digestifs. Au moyen de ces ferments, les principes constituants du sang sont sans cesse transformés en produits encore spéciaux ; mais tous les phénomènes connus d'hydratation et de dédoublement ne peuvent donner qu'une idée imparfaite de ces transformations *spéciales*.

Enfin, quant aux phénomènes interstitiels, on sait bien aujourd'hui que c'est la lymphe qui est le vrai milieu nutritif et comburant des éléments organiques ; mais les rapports intimes entre le sang et les tissus, ou mieux, les parois colloïdes des réseaux lymphatiques, quelle que soit cette action médiatrice de la lymphe, sont encore loin d'être nettement définis. Les phénomènes de dissociation, dont M. Henri Ste-Claire Deville a divulgué le jeu naturel, ont bien apporté un peu de lumière dans cette obscure question ; mais ce n'est encore que par un raisonnement inductif que l'on prévoit la possibilité de déterminer le mécanisme des échanges, si toutefois on ne se flatte pas témérairement d'y arriver jamais.

Ce qui sera toujours un mystère pour nous, c'est l'essence meme de la fonction plastique, c'est l'explication de cette force en vertu de laquelle le sang réveille, chez toutes les cellules organiques, la virtualité que ces cellules tirent de leur origine ancestrale.

Si j'ai réussi à mettre en lumière l'anatomie et la physiologie du sang, on peut facilement en tirer cette conséquence que le sang est le dernier terme de l'alimentation. A ce compte, le sang n'est pas un aliment, il est la source directe des deux fonctions les plus utiles, que dis-je ? les plus indispensables à l'entretien de la vie. Nous verrons plus loin quel parti immense a su en tirer la thérapeutique physiologique ; pour le moment, il me suffit de mentionner que Moïse se trouvait dans l'impossibilité absolue de le comprendre sous les coups de sa proscription.

§ 2. — Il ne s'agit point ici d'une de ces altérations contre laquelle le sang réagit en vertu de l'activité qui lui est propre ; il s'agit d'une déchéance complète du rang qu'occupe le fluide nourricier dans l'organisation animale, d'une altération qui porte, non sur la composition, mais sur la nature même du sang.

Il est malheureux que la langue française soit si pauvre et que les mêmes mots soient destinés quelquefois à exprimer des idées qui sont diamétralement opposées entre elles. Entre les mêmes organes, un abîme peut exister, selon que ces organes ont conservé ou perdu leurs propriétés physiologiques. La fibre musculaire, qui tantôt produisait le mouvement, n'oppose plus, maintenant que la vie l'a quittée, qu'une masse inerte ; plus de pensée si la substance cérébrale a perdu son activité vitale. Tel est ici le cas du sang : plus de nutrition, plus de respiration, plus d'autres modes de puissance organisatrice et fonctionnelle. Dans ce paragraphe, nous ne nous trouvons plus qu'en présence de matériaux complexes, si l'on veut, comme tout ce qui provient du monde organique, mais analogues à ceux que la chimie produit déjà ou produira demain. Ce que nous appelons encore du nom de sang n'est plus qu'un agrégat qui ne peut pas même se conserver comme ces agrégats qui sortent des cornues ou des alambics, ce sang, dans tous les cas, n e peut plus désormais concourir que de fort loin à l'agrégat vital ; il doit désormais, pour faire du *sang*, subir une série de transformations dont le chapitre sur la digestion cherchera plus tard à éclaircir un peu les secrets.

Si le sang, qui n'est plus physiologique, reste contenu dans un vaisseau *hermétiquement* clos, il s'y maintient à l'état liquide ; il n'en sera pas de même dès qu'il sera soumis au contact d'un corps étranger ou même à l'influence de l'air extérieur.

Voici la théorie avec laquelle Schmith explique ce qui se passe :

Des leucocythes se dégagent deux albuminoïdes qui donnent naissance, en s'unissant, à des substances fibrinoplastiques ou fibrinogènes. Sous l'influence d'un ferment spécial, le fibrinogène se transforme en fibrine, laquelle, en se condensant, emprisonne les globules sanguins dans le réseau d'une fine dentelle. Tel est le phénomène connu sous le nom de coagulation du sang.

Ce phénomène s'accomplit toujours et forcément, si on ne s'oppose pas à sa production par des moyens appropriés. Il ne faudrait pas çroire que le phénomène ne s'accomplisse pas, parce qu'on aurait *bu du sang liquide* à sa sortie des vaisseaux ; non, le sang se coagule dans l'estomac, absolument comme à l'air libre.

Quels sont les produits de la coagulation ?

a. *Le caillot.* — Bientôt après que le sang a été recueilli dans un vase, on voit la masse liquide prendre une consistance gélatiniforme qui finit par devenir solide et adhérente au vase. C'est cette masse qu'on appelle le caillot. Le volume du caillot qui comprenait d'abord toute la masse sanguine diminue bientôt, toutefois d'une façon lente et progressive ; mais avant que sa rétraction l'ait, pour ainsi dire, réduit à néant, il faut savoir que les globules sanguins qui sont emprisonnés dans la fibrine, n'ont rien perdu de leur forme primitive. Dans ces globules, l'hémoglobine subsiste toujours en tant que matière colorante, ce qui expliquerait suffisamment l'importance qu'on devait attacher jadis à ce produit. Pour nous, sa composition nous est suffisamment connue : absence de matières sucrées et grasses, caractère spongieux de cette masse, tout fait prévoir suffisamment quel sera le jugement que nous aurons à porter sur sa valeur nutritive.

b. *Le sérum.* — Si la part que j'ai faite au caillot est petite, il n'en est pas de même de celle que je réserve au sérum. Si les apparences sont trompeuses, c'est à l'esprit à corriger les erreurs des sens.

Le sérum est le liquide exprimé du caillot au fur et à mesure de sa rétraction. Au point de vue analytique, le sérum ressemble exactement au plasma. Tous les éléments qui entrent dans la composition du plasma, et dont j'ai fait la nomenclature en son lieu et place, se trouvent contenus dans le sérum. Il y aurait un peu plus d'alcalinité dans le sérum que dans le plasma : cela tient à ce que, dans le phénomène de la coagulation, les substances à réaction basique, ou mieux, les acides gras supérieurs disparaissent en partie ; mais c'est là un fait très-secondaire. Le point essentiel sur lequel je désire fixer l'attention, c'est que dans le sérum, comme dans le plasma, se trouvent contenues toutes les substances fondamentales, substances variées et multiples dont le concours est reconnu nécessaire pour assurer les bases d'une alimentation complète. Un autre point non moins essentiel, c'est que, dans ces substances les hydrocarbures se trouvent dans une proportion infime vis-à-vis des matières albuminoïdes, de 1 à 7 ou 8, pour parler plus exactement. L'unité de composition du sérum et du plasma a pu donner un instant le change sur leurs propriétés respectives et accréditer l'opinion que l'un pouvait facilement se convertir en l'autre. C'est à ce mouvement circulaire que j'ai fait allusion, dès le début de cet article, quand j'ai rappelé que, puisque, d'après la croyance générale, l'aliment faisait le sang, le sang devait être le type des aliments.

En attendant que je puisse faire à cette croyance la juste part de vérité qui lui incombe, qu'il me soit permis de poursuivre d'autres points de comparaison entre le plasma et le sérum (au point de vue de la composition, bien entendu), points de comparaison dont la portée n'échappera à personne.

La première établit une similitude : c'est dans l'un comme dans l'autre que nos moyens perfectionnés d'investigation ont permis de découvrir les microbes, bacteries et autres ferments morbigènes autour desquels il se fait tant de bruit depuis quelques années. Il peut donc arriver qu'à un moment donné, les éléments du plasma et, partant, du sérum, peuvent être infectés, sans que les tissus de l'économie aient eu le temps de révéler l'infection par les signes d'une symptomatologie spéciale.

Le second point se traduit par une différence bien tranchée. On a découvert, il n'y a pas longtemps encore, que des alcaloïdes pouvaient se développer spontanément dans le sérum. Les ptomaînes, comme on les appelle, n'ont présenté encore qu'un intérêt médico-légal ; mais, au point de vue que je me suis placé, il m'est impossible de ne pas signaler de combien de conséquences majeures cette découverte peut devenir grosse, quand le simple énoncé suffit pour susciter les appréhensions les plus légitimes.

J'arrête là tout ce que j'ai cru, je ne dis pas important, mais nécessaire de rapporter.

La nocivité des ferments dont on peut toujours supposer l'existence, la nocivité des alcaloïdes dont on peut toujours appréhender la formation, justifient pleinement la sagesse d'une proscription qui, si elle n'avait l'heureux privilège d'une base scientifique, avait, du moins, le grand mérite d'une rare et sage prévoyance.

Pour nous, plus heureux que nos ancêtres, nos répugnances et nos appréhensions ont lieu de reposer sur des principes déterminés et définis. Comment les procédés de laboratoire permettent-ils de dissiper les doutes qui assaillent celui qui est appelé à se prononcer sur la nuisance ou les avantages d'un sang donné ? C'est maintenant qu'il s'agit d'invoquer par quels moyens la pratique et la théorie ont pu se donner la main pour doter la science contemporaine de ces vérités qui ne peuvent que commander l'admiration aux générations à venir.

En battant le sang à sa sortie du vaisseau avec une baguette ou une poignée de verges, la fibrine, au lieu de former corps avec les autres éléments du sang, se dépose en masses striées sur l'instrument qu'on agite, et le sérum tient toujours les globules en suspension. Tel est le procédé le plus connu et le plus généralement employé pour empêcher le sang de se coaguler. Le mélange seul du sang avec des solutions salines neutres suffisamment concentrées, empêche aussi la coagulation de se produire. Enfin, pareil résultat peut être obtenu en entourant simplement d'un mélange réfrigérant le vase dans lequel le sang est recueilli.

Ces diverses méthodes n'ont pas seulement l'avantage d'empêcher la formation du caillot ; elles permettent d'abord de diminuer l'altérabilité du sang à l'air libre ; elles permettent aussi d'éliminer un coagulum qui est un obstacle, ou du moins, une grande gène à la digestion ; elles permettent surtout de soumettre le sérum à une analyse rigoureuse dont l'importance s'accroît chaque jour.

Sans parler des méthodes chimiques qui ont permis d'isoler les générateurs de la fibrine, on comprend que la stratification du sang défibriné a permis de recueillir séparément le liquide séreux qui surnage ou la bouillie globuleuse qui finit par gagner les parties inférieures. Dès lors, les appareils ingénieux pour compter les globules ou analyser les gaz, pour opérer à l'abri de l'air ou se soustraire aux conséquences de l'évaporation, l'emploi des réactifs, par dessus tout, les secours inespérés qu'ont apportés le microscope, le spectroscope, en un mot, tout l'arsenal des laboratoires, tous ces moyens, dis-je, qui ont rendu plus ou moins faciles les investigations profondes et délicates, ont permis de parler du sang comme d'un produit mieux connu et plus nettement défini.

Le lecteur remarquera que je n'ai garde d'empiéter sur le domaine pathologique où nous pourrions découvrir à quelle altération spéciale de tel ou tel élément du sang correspond telle ou telle maladie spéciale donnée.

Si intéressante et si utile qu'eut été cette étude nouvelle, je m'en abstiens pour pouvoir mettre les notions théorico-pratiques que j'ai cherché à établir, en opposition avec la pratique qui résultait de l'idée qui avait inspiré à Moïse sa formule prohibitive.

Quelle est la valeur des moyens dont on disposait, du temps de Moïse, pour faire disparaître, du corps d'un animal, tout le sang qui y était contenu ?

L'ouverture d'une ou de deux artères principales enlève bien la plus grande quantité du sang contenu dans les vaisseaux ; cette quantité peut bien se trouver encore augmentée de celle qui provient du lavage, à grande eau, de la chair, surtout si cette chair a été préalablement emprégnée, pendant un certain temps, d'une forte solution de sel de cuisine. Il faudrait néanmoins, pour rendre les tissus complètement exsangues, faire d'abord une injection générale d'eau chlorurée sodique dans l'arbre circulatoire, faire ensuite des injections partielles de cette eau dans les différents rameaux de cet arbre. D'un autre côté, fît-on toutes ces injections avec tout le soin possible, on est toujours à se demander comment il est possible de déblayer complètement du sang, ce réseau inextricable de capillaires dont les prolongements amibiformes représentent plutôt des cellules que des canalicules.

On tombe forcément dans l'écueil que j'ai signalé à propos

de la contagion. La prescription exécutée dans toute sa rigueur, aurait dû s'étendre, dans un cas comme dans l'autre, aussi bien aux tissus qu'au sang.

Je laisse au lecteur le soin de tirer les conclusions qui découlent de tout ce qui précède ; j'ai hâte d'aborder la proscription de Moïse dans le caractère de relativité que j'ai pris soin de lui assigner nettement. Ce caractère est-il répudié hautement par le Talmud, ou est-il admis tacitement par la tradition rabbinique ? Je décline toute compétence à cet égard : le côté hygiénique de la question est déjà un fardeau assez lourd pour que je ne cherche pas à l'alourdir encore davantage par des questions étrangères à mon sujet.

Que le sang, sur lequel il est maintenant facile de porter un jugement raisonné, « soit difficile à digérer et constitue une mauvaise nourriture (1) », c'est ce qu'il s'agit d'établir.

III

Depuis un certain limon situé dans les profondeurs de la mer, sur lequel Husley place la première cellule vivante, jusqu'à l'homme qui est regardé, à juste droit, comme le roi de la création, tout ce qui a vie est caractérisé par un mode d'activité spéciale, désigné sous le nom de fonction. La suppression prolongée ou définitive de l'activité fonctionnelle est un arrêt de mort, de destruction complète ; mais l'activité elle-même n'entraine qu'une usure, qu'une destruction moléculaire à laquelle le sujet qui a vie ne cesse de parer, en échangeant certains mouvements entre sa substance propre et le milieu qui l'entoure. L'étude des phénomènes par lesquels les agents extérieurs servent à ramener les divers

(1) *Ex* Maïmonide, trad. Munk.

éléments anatomiques à leur composition normale, fera l'objet de ce chapitre.

§ 1er. — Il ne saurait plus être question aujourd'hui, autrement que pour mémoire, de cette fameuse théorie dualiste, en vertu de laquelle les végétaux refaisaient et synthétisaient toujours ce que les animaux dédoublaient et réduisaient sans cesse. Une vérité scientifique, qui a rallié presque tous les suffrages, est celle qui établit que l'animal et le végétal jouissent, au même titre, de la propriété de former eux-mêmes leurs principes immédiats. D'après la nouvelle théorie, la circulation matérielle ne se fait pas d'un règne à l'autre, elle est complète dans chaque individu considéré isolément, que cet individu appartienne au règne végétal ou au règne animal.

Les végétaux ne se nourrissent pas de matériaux puisés dans l'air ou dans le sol (acide carbonique, eau, ammoniaque, acide phosphorique, acide sulfurique, alcali, terres alcalines, etc.), non, tous les végétaux, sans exception, *absorbent* des principes quaternaires, et c'est en incorporant ces principes quaternaires à leur protoplasma, qu'ils assurent leur croissance.

Les végétaux verts jouissent de la propriété de fabriquer, à l'aide de matériaux simples, la substance albuminoïde dont ils se nourrissent, grâce à cette importante fonction chlorophyllienne sur laquelle M. de Lanessan, dans sa *Botanique,* vient de jeter un si grand jour. De cette étude physiologique il y a intérêt à rapprocher l'observation de Ch. Darwin qui la confirme, en établissant que certaines Dionées sont *carnivores,* c'est-à-dire qu'elles sont réellement organisées pour digérer des substances protéiques.

Les végétaux incolores, ne pouvant pas réaliser ces transformations qui sont l'œuvre des corpuscules chlorophylliens, sont obligés de se nourrir de matériaux, ou mieux, de débris de matériaux organiques, qu'ils puisent dans le milieu où ils vivent.

Une expérience de M. Pasteur semblerait établir que le protoplasma des végétaux incolores a besoin, en effet, d'un principe carboné assez élevé, pour réaliser des substances quaternaires ; mais ce qui prouve que ces substances constituent la vraie nourriture de ces végétaux, c'est que M. Mayer a pu, avec de principes albumineux fournis directement, faire vivre et reproduire indéfiniment la levure de bière.

Les animaux se nourrissent de substances complexes et partant quaternaires ; mais ne pouvant réaliser eux-mêmes ces substances ni directement ni même indirectement, force leur est de les emprunter partout où ils les trouveront préformées. Ce fait ne corrobore nullement la loi de la circulation matérielle, telle que l'établissent les partisans acharnés des causes finales. En tirant leur nourriture aujourd'hui du règne végétal et animal, qui sait ? demain peut-être du règne minéral, les animaux sont dispensés d'accomplir ces métamorphoses préliminaires d'où sortent les substances alimentaires. Quoi qu'il en soit de cette différence, animaux et végétaux sont créés pour la vie, et la vie se traduit par un ensemble de fonctions qui sont, de leur nature, identiques. L'activité fonctionnelle seule a pu donner un instant le change sur des différences qui ne peuvent tromper que des esprits prévenus.

Qu'on étudie le rapport qui existe, entre la fixation du carbone dans le protoplasma d'une jeune plante qui pousse, et l'exhalation d'acide carbonique chez un animal qui met en jeu toute sa contractilité musculaire : cette étude quantitative expliquera suffisamment comment l'action est essentiellement assimilatrice chez la plante et essentiellement destructive chez l'animal. Rien dans ces deux fonctions n'implique un principe de contradiction ; il n'y a là qu'une question de degré dans la force d'organisation du protoplasma et dans la somme des déchets qu'entraîne le travail accompli. Entre l'énergie accumulée et l'énergie dépensée existe un rapport rigoureux qu'on peut déterminer, chez tout organisme considéré individuellement, d'une façon mathématique. Telle est l'harmonie finale, telle est la vraie loi évolutive.

Si le sucre qui s'accumule dans la betterave n'est pas employé à nourrir cette betterave à l'époque de sa floraison et de sa fructification, il n'y a là qu'un accident qui trouble l'harmonie finale ; si l'œuf pondu ne devient pas un poulet, la loi évolutive est accidentellement enfreinte. Quel que soit le trouble apporté dans la création, par ceux que leur énergie destructive oblige à ne se nourrir que de matériaux préalablement synthétisés, végétaux et animaux n'en son pas moins appelés à vivre de leur propre vie. Les accidents n'ont jamais fait loi ; à mille causes de ruine, la nature oppose toujours mille causes de salut.

§ 2. — Dans l'histoire de l'alimentation, j'élimine l'action de l'oxygène qui n'est pas un aliment proprement dit, mais un comburant des aliments.

Les substances albuminoïdes seules peuvent, avec l'eau, entretenir, à la rigueur, la vie de l'homme. L'homme, nourri exclusivement avec des substances ternaires, ne tarde pas à succomber ; le diabétique, soumis au régime protéique le plus sévère, traîne néanmoins sa vie. Chez le premier, le dépérissement est progressif et mortel ; chez le second, le sucre n'en continue pas moins à être éliminé par les urines.

Il était facile de conclure de ces faits, que les substances ternaires étaient impuissantes à pourvoir au renouvellement des tissus ; mais la preuve que les substances hydro-carbonées, qui entrent dans la composition des tissus, résultaient de la désassimilation des substances protéiques était loin d'être convaincante, et surtout directe.

Pour la graisse, ce fut Liébig qui, en 1847, démontra de la façon la plus évidente qu'elle était produite par l'organisme humain. Depuis lors, Cl. Bernard a assigné la même origine à l'amidon et au sucre. L'amidon animal, ou glucogène, est le produit de la désassimilation des cellules azotées hépatiques, qui s'accumule dans le foie. Le sucre des muscles s'appelle inosite et provient de l'oxydation des matières azotées dont sont composées les fibres musculaires.

De ce que les tissus vivent et se renouvellent sous l'influence des seuls aliments protéiques, il n'en est pas moins vrai que les aliments respiratoires, qui proviennent de leur désassimilation, sont les aliments les meilleurs, les plus indispensables pour la production du travail interne et externe qui s'accomplit dans ces tissus. Ainsi que Frankland l'a établi, la quantité de matière azotée qui brûle chez un animal qui s'engourdit du sommeil de l'hiver, n'est rien comparée à celle des hydro-carbures qui s'hydratent, s'oxydent et servent ainsi à la combustion, alors que tout le travail, chez cet animal, consiste seulement à respirer. Chez un animal qui travaille, dont l'énergie déployée chaque jour, d'après un calcul des plus faciles, élèverait le corps de cet animal à une hauteur de dix kilomètres environ, l'azote est excrétée comme chez l'animal hivernant d'une quantité exactement semblable, c'est-à-dire avec la même partie de son énergie potentielle ; mais alors, de quelles ressources seraient les réserves respiratoires accumulées dans les tissus, pour suffire à de tels besoins de l'économie, si l'économie, ne se nourrissant que de matières quaternaires, n'était pas directement approvisionnée de matières ternaires ?

Ces notions, qui découlent d'une analyse rigoureuse, ont un intérêt majeur. Il importe, en effet, au plus haut point, de connaître quel est, dans l'alimentation, l'élément primordia dont la nécessité absolue est démontrée ; il n'importe pas moins aussi de savoir quel est l'élément secondaire dont le besoin relatif est le plus impérieux.

De fait, si on veut bien réfléchir que la matière alimentaire se présente, dans la nature, sous une forme qui est généralement assez complexe, et qu'on ne vit pas seulement pour ne pas mourir, on comprendra qu'il y aura aussi nécessité à ce que l'organisme humain trouve, dans l'alimentation, des matériaux dont la composition sera la plus conforme à celle de ses tissus, la plus appropriée à ses besoins.

Que trouve-t-on dans la composition des organes ? Des matières azotées, des matières hydro-carbonées, des corps gras, des substances minérales, de l'eau, des sels. Je vais passer rapidement en revue ces substances dont le concours assure les bases de l'alimentation.

L'examen portera d'abord sur quatre classes d'aliments compris sous le nom d'albuminoïdes, de féculents, de matières sucrées et de corps gras. Tous ces aliments, pour être utilisés par l'organisme, doivent être préalablement dissociés par une série d'élaborations (la loi est formelle pour les végétaux comme pour les animaux), de telle sorte que leurs principes insolubles, non diffusibles, soient transformés en principes solubles et diffusibles. Cette transformation s'effectue sous l'influence de substances organiques connues sous le nom de *ferments*.

Les matières albuminoïdes, comme la fibrine du sang, la fibrine végétale, l'albumine ou blanc d'œuf, etc., trouvent dans le canal intestinal, dans le sang, dans les muscles, un ferment qui agit sur elles, de manière à les transformer en un produit assez mal défini à cette heure, produit néanmoins dont le groupe des peptones et parapeptones, c'est-à-dire substances protéiques ayant perdu leurs propriétés colloïdales, donne une assez juste idée.

Tout le monde sait que dans les cellules végétales, l'amidon se présente sous forme de corpuscules insolubles dans l'eau. Ces corpuscules, imbibés de salive, finissent par se dissoudre. Il existe en effet dans la salive un ferment appelé ptyaline, et c'est sous l'influence de ce ferment que l'amidon s'hydrate et se transforme en dextrine, puis en glucose. Ce ferment a été trouvé aussi dans le suc pancréatique, dans la bile, dans le sang, partout, on peut dire, où il se trouve de l'amidon à transformer, où il y a de la glycogène, sorte d'amidon animal, à convertir en glucose ; aussi lui a-t-on donné le nom générique de *diastase*.

Le saccharose ou sucre de canne, ne devient aussi soluble qu'en s'hydratant sous l'action d'un ferment que Cl. Bernard a trouvé dans le tube digestif, et qu'il a nommé *ferment inversif*.

Quand aux matières grasses, leur solution n'est pas établie ; mais on sait que, sous l'influence du suc pancréatique, elles se divisent en globules excessivement ténus, nageant dans le liquide et y jouissant de mouvements browniens. Tel est le phénomène connu sous le nom d'émulsion des corps gras, qu'une hydratation plus avancée transforme encore en glycérine ou acides gras saponifiés.

Ces modifications, indispensables et nécessaires pour les substances dont il vient d'être question, cessent de l'être quand il s'agit de ces substances qui, comme l'eau et certaines substances minérales, se présentent à l'état liquide ou de solution. De même que l'absorption est purement endosmotique dans les premiers mois de la vie fœtale, ainsi l'eau et les sels solubles entrent dans l'organisme et en sortent, sans qu'une décomposition préalable en ait préparé le mélange ou la combinaison, avec les principes immédiats organiques. L'eau entre en nature dans la constitution moléculaire du protoplasma, certains sels pénètrent directement dans les cellules organiques à l'état de dissolution dans l'eau. Ce sont là des phénomènes d'osmose sur lesquels Barker a particulièrement appelé l'attention.

§ 3. — Les substances alimentaires, modifiées ou non par l'animal à la nourriture duquel elles doivent servir, sont empruntées presque exclusivement aux deux règnes, végétal et animal. Cette considération faisait soutenir, il n'y a pas longtemps encore, à Berzelius et même à Gerhardt, que les substances alimentaires étaient des produits que la force vitale pouvait seule édifier. Aujourd'hui cette manière de voir parait trop rigoureuse, ou du moins trop étroite. La part faite au troisième règne, au règne minéral, parait susceptible d'être élargie considérablement. L'expérience de M. Pasteur, que j'ai rapportée plus haut, a déjà une portée significative. Il n'est peut-être pas téméraire d'espérer que les forces inorganiques réaliseront seules les différentes synthèses, à l'édification desquelles seule la nature organisée a paru pouvoir suffire jusqu'à présent.

Depuis que la complexité des molécules organiques tend à disparaître de plus en plus devant le nombre indéfini des isomères, dont la découverte si récente est déjà si féconde, depuis que la réciprocité des réactions est mieux connue, l'énergie oxydante, électrique, mieux étudiée, on peut dire que la thermo-chimie a été fondée sur des bases solides et inébranlables. Au Collège de France, M. Berthelot a institué des méthodes générales pour obtenir, au moyen des éléments chimiques, des carbures d'hydrogène, des alcools, des corps gras, un grand nombre d'huiles et d'essences végétales. Des composés quaternaires ont bien été fabriqués artificiellement, en unissant, avec l'aide de la chaleur, des azotates aux matières ternaires ; mais ce ne sont là, en réalité, que des produits de décomposition organique analogues à l'urée, et qui ne ressemblent nullement à ces substances protéiques dont l'albumine et la fibrine sont la plus haute expression. Le moment où la reproduction de toutes les substances organo-chimiques sera assurée, n'est pas encore venu ; mais ce qui a été obtenu déjà n'est-il pas le meilleur gage de ce qu'on espère obtenir ? Toujours est-il que les réactifs chimiques ont, à cette heure, sur les principes immédiats des aliments, une action complètement analogue à celle des ferments solubles.

La mécanique, la science du mouvement, dans laquelle rentrent finalement toutes les sciences, a fait de tels progrès, que certaines manifestations organiques sont aujourd'hui complètement réductibles à des actions du monde minéral.

J'ai hâte de reconnaître qu'en effet, dans la digestion, le mouvement est d'ordre purement chimique, absolument comme il n'existe qu'une force physique en action, dans la contraction musculaire.

§ 4. — S'il est établi que les réserves alimentaires, matières albuminoïdes et hydro-carbures, avec leurs ferments spéciaux, font partie de la constitution des tissus, il doit se passer, dans l'intimité des tissus, une digestion analogue à celle qui se passe dans le tube digestif. En dehors donc de la digestion « première », qui s'opère à des intervalles plus ou moins réguliers, les matières protéiques servent à la nutrition des tissus, les substances respiratoires contribuent aux phénomènes de combustion organique, d'une manière non interrompue.

Cette digestion « seconde », qui établit manifestement que la vie est une création incessante, me semble un argument puissant en faveur de la théorie que j'ai opposée, en tête de ce chapitre, à la théorie téléologique.

Quoi qu'en dise Proust, tout est chimique dans la digestion ; il ne faudrait pas croire cependant que les phénomènes digestifs constituent le dernier terme de l'alimentation. L'aliment joue, dans le phénomène de l'alimentation, un rôle considérable, dont j'établirai encore mieux l'importance tout à l'heure ; mais ce rôle est néanmoins subordonné complètement à la cellule qui doit l'utiliser. L'activité de la cellule nutritive, comme l'a parfaitement établi Cl. Bernard, peut être modifiée, diminuée ou excitée par le régime, mais jamais créée par lui. La nutrition est une propriété caractéristique de l'organisme ; la formation des principes immédiats appartient exclusivement aux éléments anatomiques, à toute masse protoplasmique jouissant d'une individualité propre.

Les produits de la digestion, en se déversant dans la lymphe, donnent naissance à un nouvel ordre de phénomènes où les actions, au lieu d'être mécaniques, deviennent essentiellement vitales. La lymphe, où se produisent tous les échanges interstitiels, est le milieu où le sang puise les moyens de reconstituer ses éléments. Cette fonction synthétique, dévolue aux cellules ou organites vivants, est aussi mystérieuse que la fonction plastique qui assure à tous les tissus leur mode de fonctionnement.

Les tissus, avons-nous dit précédemment, ne sont point une condensation des éléments du sang ; ainsi le sang n'est pas une dissolution des substances digérées. Les principes immédiats des aliments concordassent-ils exactement avec les principes qui constituent les tissus, il ne faudrait pas croire que les éléments chimiques primordiaux, même transformés par la digestion, refassent directement la synthèse du liquide sanguin, et, par son intermédiaire, celle des parenchymes et des liquides de l'économie. Le sang réveille chez les tissus un espèce de génération nutritive qui rappelle celle de la cellule en général ; de même, il ne saurait être question dans le sang, que du réveil d'une cellule vitale qui reçoit, des produits de la digestion, la mise en jeu de son activité germinative et proliférante.

Cette activité de la cellule bien et dûment constatée, il importe d'insister un instant sur l'étendue de l'action que les agents extérieurs sont appelés à exercer sur elle. La synthèse histologique ne se fait pas aux dépens de substances alimentaires similaires, c'est vrai ; mais il n'en est pas moins vrai aussi, que la substance ou les substances qui devront assurer l'alimentation des éléments histologiques devront être d'une composition aussi complexe que les tissus organiques auxquels leur action doit s'adresser. Quand Moleschott a dit : « Point de pensée sans phosphore », il a énoncé sans périphrase une vérité incontestable, à savoir, que le tissu cérébral ne pouvait fonctionner sans l'apport extérieur du métalloïde qui fait partie intégrante de sa constitution. Qui donc ignore, aujourd'hui, qu'une alimentation dont le fer serait exclu serait une alimentation insuffisante ?

L'alimentation a lieu avec le secours d'un ou de plusieurs aliments ; dans un cas comme dans l'autre, elle doit toujours répondre à toutes et aux seules indications dont la physiologie a démontré l'importance ou la nécessité. Quelle que soit la substance alimentaire employée, l'organisme sollicité intervient pour agir sur elle, avec une force organisatrice dont nous ne pouvons qu'admirer l'action. Généralement attractive, pour tous les principes alimentaires dont le concours est indispensable aux multiples et diverses fonctions de tous les tissus, cette action peut devenir aussi répulsive, quand il s'agit de résister aux influences délétères qu'exerceraient des principes sans homologue dans l'économie qui, se portant sur des éléments histologiques spéciaux, en troubleraient ou en gêneraient les changements dynamiques. Que ces actions, qui sont toxiques quand elles sont désordonnées, puissent devenir médicamenteuses quand elles sont sagement réglées, ce n'est pas le lieu de l'examiner. Il me suffit d'avoir établi, que l'alimentation est complètement soumise à la fonction synthétique d'une cellule vitale à laquelle elle reste toujours subordonnée, et que l'aliment le plus parfait est celui dont la composition concorde le plus avec les principes constituants du sang et des organes.

§ 5. — L'aliment est, le plus souvent, un mélange de substances organiques et minérales dont une partie, le principe alimentaire, sert à la reconstitution des parties de l'organisme qui se détruisent, et dont les autres parties, sans pouvoir plastique et thermogène, sont destinées à être rejetées au dehors, avec les autres produits de décomposition organique.

Dans les actes préparatoires de la digestion, la phase d'analyse, de dissociation, de décomposition, par laquelle toutes les substances qui ont résisté aux actions chimiques sont expulsées sous forme de résidu, me paraît mériter doublement l'attention, d'abord parce qu'elle est d'une certaine importance au point de vue anatomo-physiologique, ensuite parce qu'elle rentre directement dans le cadre de mon sujet.

Il n'y a, si l'on veut, rien de fatal ni de nécessaire dans le caractère imprimé à l'organisme au point de vue de la nourriture. Entre une nourriture pauvre et une nourriture riche, il n'y a de différence que celle qui réside dans la proportion des matières protéiques par rapport aux hydro-carbures, et dans la proportion de ces deux substances par rapport à l'eau. Cette différence dans les proportions indique déjà pourtant que les matériaux alimentaires devront être élaborés en raison de leur richesse en principes utilisables. Plus ces principes seront abondants, moins le résidu sera volumineux, moins le tube digestif où le triage s'opère sera long ; inversement, l'abondance du résidu et la longueur de l'intestin seront en raison directe de la pénurie de ces principes.

Parmi les animaux, ceux-ci vivent exclusivement de plantes herbacées, ceux-là ne se nourrissent, par instinct, que d'animaux dont ils font leur proie.

Dans le premier groupe, certains animaux, comme les ruminants, font parcourir deux fois le même chemin au bol alimentaire, avant de le faire pénétrer dans la caillette ; certains autres, comme les léporides, régurgitent leurs propres matières fécales, ainsi qu'il résulte d'une observation récente de M. Morot. De telles mœurs indiquent que l'action des sucs digestifs doit être bien faible, pour que l'herbe ait besoin d'être imbibée et ramollie à ce point, ou bien encore, que le résidu qu'elle donne doit être bien volumineux, pour qu'il puisse se prêter à une seconde digestion. Qu'on mesure du reste la longueur du tube digestif chez un herbivore, on trouvera qu'elle égale de 20 à 25 fois environ la longueur de son corps.

Dans le second groupe, voici des animaux aux tuniques intestinales d'une puissance remarquable, aux sucs digestifs d'une activité supérieure ; chez eux, la viande déchirée par des organes spéciaux, soumise à une trituration incessante, en même temps qu'elle est imprégnée constamment de ferments énergiques, sera utilisée bien plus diréctement en vue de la nutrition ; aussi l'élaboration, qui ne donnera qu'un résidu très petit, se produit-elle dans un intestin dont la longueur n'excède pas 4 à 5 fois la longueur du corps du carnivore.

Entre les animaux qui, franchement herbivores, sont faibles pour la défense et ceux qui, à carnivorité bien définie, sont forts pour l'attaque, existe-t-il réellement un groupe d'animaux ni forts ni faibles, à qui leur organisation permette de vivre d'une nourriture tantôt végétale, tantôt animale ?

L'omnivore, enseigne-t-on généralement, a une longueur d'intestin égale à 7 ou 8 fois la longueur de son corps. A ce caractère principal sont subordonnés d'autres caractères, qui font de l'omnivore le lien qui relie les extrêmes de la série, et les rapproche au point d'annihiler les différences qui les caractérisent. Qu'un carnivore ou un herbivore fasse usage d'une nourriture qui ne lui soit pas appropriée, nul doute qu'à la longue des lésions pathologiques n'envahissent les organes d'un chacun ; l'omnivore, au contraire, l'homme, puisqu'en réalité c'est de lui qu'il s'agit, pourra recourir impunément aussi bien à la nourriture végétale qu'à la nourriture animale. Les habitudes, le climat, les nécessités de la vie devront entrer en ligne de compte quand il s'agira de régler son alimentation ; mais c'est par lui que seront supportés les plus grands écarts de régime, grâce à ce qu'on pourrait appeler l'élasticité de son organisation.

Dans les premiers temps qui suivent la naissance, la nutrition résume toutes les fonctions. Un aliment complexe, idéal, si je puis m'exprimer ainsi, le lait, est fourni par la nature pour suffire à tous les premiers besoins de la vie. Plus tard, toutes les fonctions s'éveillent successivement, et au fur et à mesure qu'elles surgissent, une nourriture de mieux en mieux appropriée doit remplacer le lait devenu désormais insuffisant. La nutrition n'en reste pas moins l'âme de toute activité fonctionnelle ; c'est elle qui dominera toujours toutes les autres fonctions et exercera sur chacune d'elles une influence particulière. Lors donc qu'il s'agit de pourvoir à l'alimentation dont les matériaux se trouvent encore, par une sage prévoyance de la nature, disséminés dans toute la création, on comprend qu'on ne saurait trop s'entourer de circonspection pour faire de ces matériaux le choix le meilleur, l'emploi le plus intelligent.

Dans la poursuite de la nourriture, l'homme doit peu compter sur son instinct. Les animaux, mieux doués que lui, de ce côté, ne tirent de la subtilité de leurs organes que des avantages d'une portée très limitée. Un chien meurt de faim devant un tas de blé, un lapin périt d'inanition en présence d'un morceau de viande, alors que le pain ferait vivre le chien et la viande réduite en bouillie empêcherait le lapin de mourir.

En s'adressant à la raison qui a établi sa suprématie incontestable sur tous les animaux, l'homme a su, par des procédés spéciaux de fabrication et surtout par les artifices de la cuisson, procéder à des préparations qui ont rendu n'importe quel aliment acceptable à n'importe quelle organisation.

Telle est en effet la voie féconde qu'il importe toujours de suivre et où les résultats prévus et obtenus ont été inappréciables. Il appartenait néanmoins à la Physiologie d'ouvrir à cette voie des horizons complètement inattendus. L'étude des phénomènes qui se rapportent à l'alimentation, étude dont je n'ai pu donner qu'un résumé succinct, est pleine déjà de conséquences pratiques, qui ne peuvent que susciter la surprise et l'admiration. De ces conséquences, je ne relèverai que celles qui se rapportent directement à mon sujet; elles n'en suffiront pas moins à établir que la vie aujourd'hui est assurée par des moyens précis et ingénieux, et appropriée, de plus en plus sûrement, à une fin donnée.

Proche, sinon définitive, est la solution du probléme entrevu dans l'aphorisme : *vivere et valere vita*.

IV

En 1862, l'illustre Pettenkofer établit une série d'expériences pour déterminer quelle est la ration alimentaire qui maintient le mieux le corps de l'homme dans un état de santé normal. Après avoir reconnu que l'homme devait absorber, tous les jours, 300 grammes de viande sans os et 1,000 grammes de pain, le physiologiste allemand fut amené à conclure, d'après un calcul approximatif, que la ration alimentaire devait consister en 100 grammes de matières albuminoïdes et en 500 à 600 grammes d'hydrocarbures mélangés de graisse.

Il ne faut point espérer trouver dans l'énoncé de ces chiffres la rigueur d'une loi physiologique. Des hésitations très grandes, des difficultés sans nombre assaillent toujours celui qui, abandonnant le terrain exclusivement scientifique, cherche à prendre pied sur le domaine de la science appliquée. La question dont je m'occupe est néanmoins si ardue que la formule de Pettenkofer n'en est pas moins une règle plus ou moins générale, un guide à peu près sûr dans la recherche de la solution que je poursuis.

Les naturalistes, se basant sur la similitude des organes du singe avec les organes de l'homme, soutiennent hardiment que de cette similitude découlent les mêmes habitudes dans la manière de se nourrir. Les singes sont adroits, agiles, sans instincts chasseurs, par conséquent frugivores : donc l'homme est de sa nature frugivore. Cuvier a prétendu que l'homme est approprié à une nourriture végétale, mais à une nourriture molle ou à moitié molle. Des recherches ultérieures ont confirmé l'opinion de Cuvier, tout en la détournant un peu de son sens véritable. L'homme a dû s'accommoder de n'importe quelle nourriture, pourvu que cette nourriture se présentât dans la création, dans un état qui la rendit attaquable par ses sucs digestifs. Les instincts de l'homme ont été généralement pacifiques, ils ont été aussi quelquefois belliqueux. La majeure partie de l'humanité n'a vécu que des fruits de la terre, une partie cependant a vécu d'animaux à chair molle, tels que certains mammifères, amphibies, poissons, aunélides, mollusques, gastéropodes, etc. M. G. de Mortillet a établi dans son *Préhistorique* que, selon que le ciel était plus ou moins ensoleillé, les froids plus ou moins violents pendant la période quaternaire, l'homme a été tour à tour frugivore ou carnivore. Aujourd'hui encore, si les Hindous ne vivent que du riz, les peuples de la zone glaciale et des régions arctiques du nouveau monde ne vivent que du preduit de leur pêche ou de leur chasse.

La variété dans la nourriture dont l'homme primitif a fait et fait encore usage, concorde parfaitement avec les notions résultant de l'étude de ses instincts et de son organisation.

Les économistes, qui ont étudié ce problème, sont arrivés à un résultat différent de celui des naturalistes.

Il semblerait résulter d'une statistique assez précise que la population domestique croit en raison inverse de la population humaine, de sorte qu'à un moment donné, les animaux ne pourront plus suffire à l'alimentation des hommes. Neumann a calculé qu'aujourd'hui même, il ne reviendrait guère que 35 grammes de viande à chaque habitant, si toute la viande consommée en France était répartie entre tous. Pour les partisans des causes finales, l'homme, en se nourrissant de viande, fait violence à sa nature ; l'homme est créé pour se nourrir de végétaux et ne trouvera, dans un avenir prochain, que des végétaux pour se nourrir. Telle est la doctrine que soutient et cherche à propager la secte dite des Végétariens, secte qui compte déjà de nombreux partisans à Londres et à Paris.

Pour les physiologistes, la question est complexe et ne saurait se résoudre dans un sens tant soit peu rigoureux qu'en faisant intervenir trois grands facteurs dont l'importance est capitale. Ces trois facteurs sont : le climat, les productions naturelles de ce climat, ensuite l'homme lui-même.

La chaleur tropicale, en ralentissant le mouvement nutritif d'élimination, le froid du nord, en suscitant un rayonnement considérable de la chaleur organique, amèneront forcément chez l'homme des habitudes différentes dans la manière de se nourrir. Telle nourriture qui est suffisante dans le premier cas où la déperdition est insignifiante, deviendra, dans le second cas, complètement incapable d'accélérer la vitesse du sang dans les poumons, afin de rendre la combustion plus active. Les navigateurs qui se contentent d'une ration d'entretien dans un climat tempéré, s'empressent de réclamer une ration dite de travail, dès qu'ils passent dans un climat où l'air devient plus vif, le froid plus intense.

Les ressources alimentaires du sol, ses productions naturelles doivent entrer en ligne de compte dans le choix que l'homme fait de son régime. Il y a des pays qui produisent du riz, du blé ou du maïs en quantité considérable, il y en a d'autres où les albuminates et les carbures d'hydrogène font, pour ainsi dire, complètement défaut dans le règne végétal. A tel ou tel climat appartiennent telles et telles productions, et il a bien fallu que l'homme, qui était appelé à y vivre, y trouvât les moyens de se nourrir.

Quand au dernier facteur, à l'homme lui-même, on peut

bien dire que c'est son histoire qui a le mieux résolu le problème de l'alimentation.

La civilisation, a-t-on dit et répété à l'envi, apparaît un épi à la main. La métaphore est belle et séduisante ; cependant celui qui a cultivé le fruit du *triticum vulgare* a certes moins fait pour le bien de l'humanité que celui qui a trouvé le moyen d'asservir les animaux aux usages domestiques. Il serait bien plus conforme à la justice et à la vérité de représenter la civilisation s'avançant un tison à la main au lieu d'un épi. C'est la découverte du feu qui ouvre l'ère de la civilisation. Du jour où l'homme a su faire cuire la viande ou faire du pain avec du blé, de ce jour date la place hiérarchique que l'homme a su conquérir dans la création. Du jour où l'art fécondant la nature, une nourriture saine et substantielle a été assurée à l'homme, l'homme n'a plus été obligé de rôder comme le font encore les sauvages américains ou les hordes nomades de l'Asie centrale. A mesure que les migrations ont cessé, les palafittes se sont dressées ; les hommes n'ont plus eu à rechercher, mais à choisir simplement et à amasser les aliments qui paraissaient les mieux appropriés à leur organisation. Nous savons, du reste, quel était le genre de nourriture employé à l'époque robenhausienne : les débris des végétaux, les quartiers d'animaux trouvés dans les stations lacustres, ne laissent aucun doute à cet égard.

La différence entre les divers aliments est moins grande qu'on ne le croirait au premier abord. Certains fruits de légumineuses renferment autant et plus de matières protéiques que la viande ; certains animaux emmagasinent, dans les climats chauds, autant et plus d'hydro-carbures dans leurs tissus que beaucoup de fruits oléagineux ; néanmoins, c'est l'inverse qui est généralement vrai. Quoi qu'il en soit, comme il n'existe pour ainsi dire, aucun produit naturel où les substances quaternaires se trouvent vis à vis des substances ternaires dans le rapport déterminé par le calcul, il semblerait que l'homme, en faisant même un usage, je ne dis pas exclusif, mais général, d'une nourriture végétale ou d'une nourriture animale, devrait surcharger toujours dans l'un ou l'autre cas, ses organes digestifs ; il n'en est rien. L'organisation de l'homme est telle que les sécrétions annexées au tube digestif se mélangent au résidu plus ou moins abondant des aliments, sans jamais déterminer une réaction trop inflammatoire dans le tube digestif.

Les Grecs étaient phytophages, les Anglais sont créophages, il serait téméraire d'affirmer quel est le régime qui rend l'homme le plus intelligent et le plus travailleur, par suite, il est assez difficile de dire de quelle nourriture s'accommodent le mieux nos organes digestifs.

L'habitude de se nourrir comme ses aïeux, jointe à la manière de vivre aussi comme eux, est pour l'homme sa meilleure règle de conduite. Un esclave égyptien continue à faire principalement sa nourriture de racines de papyrus cuites dans la cendre ; un samoyède ne sait vivre que de poissons ou de coquillages ; un paysan russe ne mange presque exclusivement que du pain de seigle, alors qu'un kirghir des steppes ne se nourrit presque que de la viande de mouton et de cheval : tant il est vrai que l'habitude est, comme on l'a dit, une seconde nature.

Naguères, des Fuégiens étaient campés depuis deux mois au Jardin d'Acclimatation, se nourrissant comme de vrais parisiens, quand, un beau matin, M. Geoffroy Saint-Hilaire eut l'infernale idée de lâcher un phoque dans le campement ; ce fut incontinent pour les hommes, les femmes et les enfants, une orgie pareille à celles dont les pampas sont les impassibles témoins.

La civilisation, en créant de nouveaux besoins pour l'organisme, a dû créer cependant de nouvelles habitudes dans l'art de se nourrir ; il est impossible de ne pas le constater. Si on considère la civilisation au point de vue de sa pénétration dans les masses, selon que l'homme se livre ou ne se livre pas à un travail intellectuel ou mécanique, la nourriture devra être plus ou moins riche en principes utilisables. Or, aujourd'hui que les santés paraissent moins robustes, c'est la nourriture où la viande prédomine qui prévaut généralement, parce qu'elle laisse moins de résidu et qu'elle est plus digestible qu'une autre nourriture. Entre une purée et un bouillon, personne n'hésite quand il s'agit de reconforter un estomac, sans toutefois le charger. Il y a cependant une limite qu'on ne saurait franchir impunément. Dès qu'on cherche trop à compenser la qualité d'une nourriture par sa quantité, l'harmonie de toutes les fonctions est troublée par le seul fait d'une mise en jeu, qu'on pourrait appeler anormale, de la fonction digestive. Il en est de même, si on cherche trop à suppléer à la quantité des aliments par leur qualité. Le genre de vie que la Société impose à ses membres peut seule légitimer les écarts d'alimentation que nous savons être toutefois compatibles avec la physiologie de nos organes digestifs. En effet, l'hygiène, d'accord avec la pratique générale, a établi que si la nourriture végétale convient aux personnes qui mènent une vie calme et monacale, les savants mettront au jour beaucoup plus de leurs productions, les ouvriers produiront beaucoup plus de travail, si les uns et les autres se nourrissent de substances où les principes utilisables se trouvent, comme dans la nourriture animale, accumulés sous un petit volume.

Ces principes sont pris en considération dans l'élevage des animaux domestiques comme aussi dans la culture des plantes et donnent, dans l'un et l'autre cas, des résultats excellents.

Quand on veut obtenir qu'une poule ponde beaucoup, on la nourrit surtout avec de la viande préparée à cet effet. Dans les faisanderies où la maladie fait de nombreuses victimes, on a recours à une nourriture dont l'albumine animale est la base. C'est une préparation où entre la poudre de sang desséché qui sert principalement aujourd'hui à engraisser les bestiaux.

Pour les végétaux chlorophylliens, certains embryons se développent mieux et plus vite avec une pâtée d'amidon préparée qu'avec leur propre endosperme ; ainsi les *Drosera* qui seraient mis à l'abri des insectes ne pourraient jamais s'accroître aussi rapidement que ceux qui peuvent se nourrir de ces animaux. Quand aux non-chlorophylliens, les Orobanchées présentent une tige bien plus charnue si on corrige leur parasitisme en les nourrissant des débris de matières décomposées ou vivantes. Si les agarics se multiplient avec une rapidité aussi surprenante, comme chacun le sait, c'est qu'un terreau spécial sert à préparer leur couche.

§ 1. — Après avoir établi comment l'homme est organisé pour se nourrir, comment il se nourrit en réalité, et comment il doit se nourrir dans des circonstances données, j'aborde la question fondamentale de cette étude :

L'homme peut-il se nourrir de sang ?

Le sang des mammifères qu'on destine à la boucherie présente avec le sang de l'homme une assez grande analogie pour que, dans le chapitre que j'ai consacré au sang, ce que j'ai dit de l'un puisse s'appliquer à l'autre.

Le sang, hors des vaisseaux, est une substance alimentaire tout comme un autre tissu quelconque de l'organisme dont il fait partie. Etant donnée la composition du sang, il est facile de reconnaitre qu'il n'existe pas un aliment plus complet que le sang ; seule, la prédominance exagérée de ses éléments protéiques sur ses éléments hydro-carburés, impose des réserves dans l'usage qu'on peut en faire en tant que nourriture. La viande que nos préparations culinaires mettent à la disposition de l'homme renferme deux fois plus de substances quaternaires que de substances ternaires ; elle est donc aussi une nourriture complète, mais elle n'est pas hygiénique, si elle est employée *exclusivement*, à cause de la proportion signalée dans ses éléments constituants. Que dire alors d'une nourriture faite *exclusivement* avec du sang, où cette proportion est encore bien plus accentuée que dans la viande? Le sang peut constituer la nourriture des animaux franchement carnivores, mais ne saurait nullement convenir à l'homme pour ses besoins ordinaires. De plus, la propriété que le sang possède de se prendre, en dehors des vaisseaux, en une masse connue sous le nom de caillot, rend son usage doublement défectueux.

Le caillot, même soumis à la cuisson, est une masse boursouflée qui contient peu ou point de sérum. Le sang, bu à la sortie des vaisseaux, se coagule dans l'estomac où le sérum se trouve emprisonné dans un réseau de plus en plus serré de fibrine solidifiée. Point de substance s'altère aussi vite que la fibrine ; elle décompose l'eau oxygénée qui cependant arrête la putréfaction. La fibrine existe dans le sang en quantité relativement considérable : on peut toujours en obtenir une nouvelle portion en faisant intervenir sur la masse sanguine de l'eau ou un courant d'acide carbonique. Il est donc permis de penser que le caillot est peu ou point attaquable par les sucs gastriques ; il est toujours à craindre que le caillot traverse le tube digestif, sans laisser d'autre trace de son passage qu'une inflammation plus ou moins intense sur le trajet parcouru.

L'oxygène pur, dit P. Bert, a un effet toxique sur les animaux adultes ; cependant quelles ressources ne présentent pas, pour des personnes émaciées ou qui languissent dans une convalescence pénible, des inhalations d'oxygène sagement et méthodiquement administrées !

Tant que le tube digestif est indemne de toute affection aiguë ou chronique, un organisme au repos, miné par la cachexie, peut, s'il est abreuvé de substances respiratoires, trouver dans le sang des substances plastiques qui le préserveront de la ruine ou hâteront son rétablissement. Toutefois, après ce qui vient d'être dit au sujet du caillot, on comprend que l'hygiène ne peut autoriser que l'usage du sang défibriné.

Je passe sous silence les avantages immenses qu'on peut tirer d'un bain de sang défibriné dans certaines paralysies des membres. Au point de vue médico-nutritif, le sang peut, sous le conseil des médecins, rendre les plus grands services. Que d'infortunés, dont l'état des poumons rend l'existence précaire et misérable, se trouvent bien de prendre chaque matin un verre de sang conservé chaud dans un bain-marie ! Quand les voies ordinaires de l'absorption se trouvent fermées, des lavements de sang ont, seuls, permis à André Smith, de soutenir des existences qui, sans eux, étaient vouées à une mort certaine. Laborde a essayé des préparations sanguines avec le plus grand succès, chez des jeunes filles chroro-anémiques. Boussingault prétend avoir retiré des avantages considérables d'une préparation qui aurait l'hémoglobine pour base. Ed. Moride a fait connaître à l'Académie des Sciences, dans la séance du 9 novembre 1880, comment le sang constitue, dans une transformation nouvelle, des tablettes, des cylindres et des cubes d'une poudre qu'il appelle *nutricine*, avec laquelle on peut faire des potages, des sauces et des biscuits. Toutes ces préparations sont avantageuses ; mais la pratique populaire. n'avait-elle pas fait déja du sang, la base d'une alimentation générale et substantielle ?

Le cochon est un animal qui se nourrit de choses malpropres ; son museau ressemble à « des immondices ambulantes. » La viande de cochon n'en est pas moins un aliment très sain : telle était l'opinion d'un médecin israélite du Xe siècle : *Isaac Israëli.* La viande de cochon peut être très saine et c'est le sang d'un cochon sain, qui est spécialement choisi pour constituer une nourriture qui, sous le nom de *boudin*, a été parfaitement adoptée à la susceptibilité de nos organes digestifs.

Le lait est une nourriture parfaite, parce que les principes azotés fournis par le sang sont en proportion moitié moindre des principes non azotés élaborés dans la glande mammaire. Le boudin, soit qu'un principe quelconque ait présidé à sa fabrication, soit, ce qui est plus probable, que sa découverte ait été toute fortuite, a une composition telle qn'on pourrait facilement l'appeler le lait des adultes. L'addition de substances grasses au sang de nos animaux domestiques a permis de réaliser une nourriture complète et vraiment hygiénique. Inutile d'insister sur une vérité que personne ne révoque plus en doute.

Le lecteur se rappelle-t-il une lugubre épisode qui signala, il n'y a pas longtemps encore, une expédition au pôle Nord ? Des deux parties qui composaient l'équipage, l'une fut rejetée sur la côte où elle finit par trouver, avec un abri sûr et commode, une abondante provision de conserves alimentaires, l'autre partie, perdue au milieu des icebergs, se trouva sans autre ressource que des armes et quelques munitions. Or, qu'advint-il ? le scorbut décima jusqu'au dernier ceux qui paraissaient les plus favorisés du sort ; ce fut le sang de renne chaud qui sauva la vie à tous ceux qui luttèrent et défendirent leur vie pied à pied, d'heure en heure, dans les conditions les plus misérables, avec la force que donne le courage et l'énergie que suggère le désespoir.

Comment le sang de renne, bu à la sortie des vaisseaux, constitue-t-il une nourriture complète et propre à entretenir la vie ? C'est ici qu'il y a lieu d'admirer l'éternelle sagesse de l'éternelle Providence. Le sang de renne présente ceci de particulier qu'il contient notablement moins de fibrine en même temps qu'il renferme beaucoup plus d'hydro-carbures que le sang des mammifères vivant sous notre climat. Sous des latitudes extrêmes, les matières grasses font défaut dans les végétaux, elles sont en minime proportion et tout à fait insuffisantes dans le beurre et les œufs. Le sang seul de certains mammifères, et notamment du phoque, est assez graisseux pour permettre aux esquimaux de conserver la chaleur animale de 37° dans un milieu de — 40°.

§ 2. — La croyance populaire au sujet de la relation entre le sang et l'aliment semblerait trouver un point d'appui dans la notion d'anatomie comparée qui découle de l'usage que les esquimaux font du sang. Il n'en est rien ; l'erreur que cette croyance implique a été, je crois, suffisamment réfutée par tout ce que j'ai cherché à établir dans les deux précédents chapitres. Il y a cependant au fond de toute croyance un fond de vérité, une aperception juste que l'étude embryologique pourrait bien consacrer dans une certaine mesure, que la physiologie, rigoureusement parlant, pourrait bien sanctionner.

D'après les recherches de Cl. Bernard, l'allantoïde cumule les fonctions plastique et respiratoire, en puisant dans l'organisme maternel les éléments qui lui sont nécessaires. A travers les placentas aucun élément figuré ne peut circuler : telle est la loi Brauell-Davaine, contredite un peu par de nouvelles recherches de J. Strauss et Ch. Chamberland, au sujet des éléments figurés virulents ; mais telle est la loi. Les globules sanguins ne peuvent donc pas aller du fœtus à la mère et inversement de la mère au fœtus. Les hématies de l'un ne ressemblent, du reste, nullement aux hématies de l'autre. Ce sont alors les liquides et les gaz, autrement dit, c'est le *plasma* de la mère qui apporte au fœtus les matériaux nécessaires à la nutrition et au développement organique de l'embryon ; c'est le plasma qui est pour l'embryon un aliment, dans le sens plastique du mot.

L'alimentation est constituée par deux ordres de phénomènes, dont l'un mécanique, assure la digestion de la substance alimentaire et dont l'autre vital, fait concourir la substance digérée à la constitution du sang. Le plasma maternel réalise directement, avec les hématies fœtales, le milieu intérieur, spécial où s'accomplissent tous les phénomènes de fermentation vitale. En effet, le sang physiologique est la source de la vie, le *pabulum vitœ* des anciens. Le sang n'est pas un aliment, mais bien réellement le dernier terme de l'alimentation, la condition unique de la nutrition de tous les tissus organiques. Fournir le *pabulum vitœ* à un organisme d'une façon normale et régulière n'existera jamais, en tant que méthode, à cause même des conditions de l'existence ; mais soustraire une quantité donnée de sang physiologique à un organisme sans inconvénient majeur pour cet organisme, et l'infuser dans un autre organisme de la même espèce pour ranimer en lui la vie qui s'éteint, est une opération aujourd'hui classique, connue sous le nom de *transfusion du sang*.

La transfusion du sang ne doit pas être confondue avec tout ce qui n'est pas elle. Qu'en injectant du lait dans les veines, comme l'ont fait MM. Brow-Séquard et Thomas, de New-York, qu'en injectant même de l'eau chaude, comme l'a essayé M. Lorrain, on ait produit des réveils surprenants dans des cas de mort apparente, il ne faut voir, dans l'action de ces agents, qu'une excitation produite par leur contact sur l'endothélium des parois vasculaires, excitation analogue à celle qu'obtient M. Verneuil en injectant de l'éther dans le tissu sous-cutané. Tout autre est le mode d'action dans la transfusion du sang, opérée de bras à bras. Quand la vie abandonne les tissus organiques les uns après les autres, la conscience d'abord disparaît, l'individu meurt ensuite. Si l'art intervient à temps pour donner aux tissus leur excitant ordinaire, le sang physiologique, l'organisme se ranime peu à peu, et la mort est conjurée, pour un temps plus ou moins long.

Ces vues théoriques sont du reste pleinement confirmées par des expériences que le professeur Hayem a entreprises et menées à bonne fin. C'est donc aujourd'hui un fait hors de contestation : le sang complet, vivant, sans aucune altération *in transitu*, peut seul assurer la *survie* de l'animal mis en état de mort imminente par l'hémorragie.

Les cas de la pathologie humaine où la transfusion du sang est indiquée, sont malheureusement fréquents. Le docteur Roussel, de Genève, qui s'est fait le champion de cette méthode, a dressé déjà un catalogue des résurrections qu'elle lui a values, et continue à enregistrer des nouveaux cas qui en confirment l'excellence d'une façon de plus en plus éclatante.

Arrivé au terme de cette étude, il est facile de conclure que la proscription de Moïse était marquée au coin d'une sagesse profonde en même temps qu'elle portait le cachet d'une règle hygiénique que les progrès récents de la physiologie n'ont fait qu'approuver de plus en plus. Moïse n'a traité qu'un côté de la question, le seul qui tombait directement sur les sens et a traduit sa pensée dans une formule dont le sens est plus profond que réel. La physiologie, en abordant cette question, en a peu à peu élargi le cadre, et y a introduit peu à peu des notions dont la mise en pratique touche au merveilleux. Evidemment, Moïse n'a pu parler de la manière dont le sang pouvait être utilisé comme nourriture ; encore moins n'a-t-il pu recommander d'infuser du sang dans un organisme en pleine détresse, pour redonner à cet organisme la vie dont la source est, pour ainsi dire, tarie.

La vie cependant nous vient de Dieu : telle est la pensée qui se dégage du Pentateuque ; dès lors, nous devons conserver la vie à tout prix, si nous ne voulons pas mériter le nom de *meurtrier* (1). Il y aura donc souvent indication, quelquefois nécessité, toujours devoir à tirer du sang les avantages que son usage peut procurer.

Une formule qui spécifie ce qui est défendu, laisse le champ libre aux commentaires exégétiques.

Ouschmartem eth naphschotéchem : Conservez vos personnes, a dit Moïse en tête de ses préceptes. La paraphrase talmudique est plus significative encore : *En dabar schéhoméd bifné pikouarr néphesch : Aucun précepte ne reste debout quand il y a péril de la vie.*

C'est ainsi que la divinité d'une doctrine se déduit non pas du nombre et de la lettre de ses lois, mais de l'universalité et de l'esprit de ses principes.

(1) Orah-Haim. — Schabbat, 328-2.

www.ingramcontent.com/pod-product-compliance
Ingram Content Group UK Ltd.
Pitfield, Milton Keynes, MK11 3LW, UK
UKHW021019180726
13838UKWH00004B/1582

9 782329 305592